Tatiana Ryabtseva
Elena Sedelkina
Denis Makarevich

Imunocorrecção de contacto em experiências in vitro

Tatiana Ryabtseva
Elena Sedelkina
Denis Makarevich

Imunocorrecção de contacto em experiências in vitro

ScienciaScripts

Imprint

Any brand names and product names mentioned in this book are subject to trademark, brand or patent protection and are trademarks or registered trademarks of their respective holders. The use of brand names, product names, common names, trade names, product descriptions etc. even without a particular marking in this work is in no way to be construed to mean that such names may be regarded as unrestricted in respect of trademark and brand protection legislation and could thus be used by anyone.

Cover image: www.ingimage.com

This book is a translation from the original published under ISBN 978-620-2-05520-8.

Publisher:
Sciencia Scripts
is a trademark of
Dodo Books Indian Ocean Ltd. and OmniScriptum S.R.L publishing group

120 High Road, East Finchley, London, N2 9ED, United Kingdom
Str. Armeneasca 28/1, office 1, Chisinau MD-2012, Republic of Moldova, Europe
Managing Directors: Ieva Konstantinova, Victoria Ursu
info@omniscriptum.com

Printed at: see last page
ISBN: 978-620-7-76258-3

ÍNDICE DE CONTEÚDOS:

CAPÍTULO 1

INTRODUÇÃO

O problema da resistência dos agentes patogénicos aos medicamentos antibacterianos foi salientado pela Organização Mundial de Saúde em 2001, quando foi adotado e publicado o documento fundamental "Estratégia global para conter a resistência antimicrobiana" (Organização Mundial de Saúde, Genebra, 2001). O fenómeno da resistência dos agentes patogénicos aos medicamentos terapêuticos conduz a uma diminuição acentuada da eficácia da terapia etiotrópica da infeção recorrente. Está também estabelecido que as estirpes de agentes patogénicos polirresistentes aos agentes antibacterianos têm simultaneamente uma resistência acrescida à ação dos factores da imunidade natural [4]. Por conseguinte, os meios destinados a aumentar a resistência geral do organismo podem atualmente ser classificados como os principais utilizados no sistema de prevenção e terapia das doenças infecciosas.

Atualmente, existem mais de 200 nomes de medicamentos imunomoduladores e o seu número continua a aumentar anualmente. [No entanto, o facto de a toma de medicamentos de ação imunotrópica ter nuances de utilização, principalmente relacionadas com o risco de desenvolvimento de um estado hipo ou hiperimune, é conhecido há muito tempo e é muito debatido. No melhor dos casos, estes medicamentos podem não ter qualquer efeito sistémico significativo devido à ausência de contacto direto do medicamento com células imunocompetentes e, no pior dos casos, podem causar reacções imprevisíveis sob a forma de reação alérgica, autoimune, imunossupressão, exacerbação do processo inflamatório, manifestação de infeção crónica, etc. [1,2]. [1,2]. Neste sentido, os imunoestimulantes são utilizados com relutância para fins terapêuticos e favorecem a administração profiláctica de doses baixas, embora esta abordagem não só não reduza a probabilidade de efeitos secundários, como também aumente a probabilidade da sua ocorrência. Por outro lado, justifica-se o crescente número de trabalhos de investigação destinados a estudar a farmacodinâmica da lista existente de fármacos para imunossupressão, uma vez que são amplamente utilizados em oncologia e no transplante de órgãos e tecidos.

De um modo geral, a crescente popularidade da imunofarmacologia não se refere apenas ao aumento da resistência aos antibióticos, mas também ao problema urgente de tratar os sintomas e não a causa da doença. Cada vez mais, os investigadores descobrem que a estimulação controlada das reservas internas do sistema imunitário é por vezes muito mais eficaz e quase sempre mais segura do que os medicamentos sintéticos com os seus inúmeros

2

efeitos secundários. Consequentemente, a necessidade de melhorar a eficácia da terapia imunoestimulante levou os investigadores de todo o mundo a procurar formas mais seguras, previsíveis e, ao mesmo tempo, altamente eficazes de ajustar a atividade de várias partes do sistema imunitário. Por conseguinte, o desenvolvimento de métodos de especialização celular orientada, que implica a estimulação artificial de reservas funcionais naturais da célula dirigida contra um antigénio específico, tornou-se um desenvolvimento natural, que iremos discutir mais adiante.

Este trabalho é dedicado à procura de novas direcções em imunofarmacologia e à solução de problemas existentes. Consideraremos a possibilidade de utilizar técnicas de terapia eferente como instrumento de imunocorrecção *de contacto ex vivo* e a criação de uma amostra experimental de equipamento médico que encontrará a sua aplicação na terapia de várias condições patológicas causadas ou acompanhadas pela presença de defeitos na resposta imune celular.

CAPÍTULO 2
ALVOS E MECANISMOS DE ACÇÃO DOS IMUNOMODULADORES

Principais grupos de imunomoduladores e sua especificidade

Atualmente, distinguem-se seis grupos principais de imunomoduladores em função da sua origem: microbianos, tímicos, da medula óssea, citocinas, ácidos nucleicos e quimicamente puros [6].

Os imunomoduladores de origem microbiana podem ser divididos em três gerações. A primeira preparação autorizada para uso médico como imunoestimulante foi a vacina BCG, que tem uma capacidade pronunciada para aumentar os factores da imunidade inata e adquirida. As preparações microbianas da primeira geração podem também incluir medicamentos como o pirogénio e o prodigiosano, que são polissacáridos de origem bacteriana. Atualmente, são raramente utilizados devido à sua pirogenicidade e a outros efeitos secundários. As preparações microbianas da segunda geração incluem lisados (Bronchomunal, IRS-19, Imudon, relativamente recentemente apareceu no mercado farmacêutico russo a preparação da produção suíça Broncho-Vaxom) e ribossomas (Ribomunil) de bactérias pertencentes principalmente ao número de agentes patogénicos respiratórios *Klebsiella pneumoniae, Streptococcus pneumoniae, Streptococcus pyogenes, Haemophilus influezae* e outros. Estes medicamentos têm um duplo objetivo: específico (vacinante) e não específico (imunoestimulante). Os fármacos microbianos de terceira geração incluem o Lycopid, que consiste num dissacárido natural - glucosaminilmuramilo e num dipeptídeo sintético - b-alanil-B-isoglutamina ligado a este. No organismo, o principal alvo dos imunomoduladores de origem microbiana são as células fagocíticas. Sob a influência destes fármacos, as propriedades funcionais dos fagócitos são melhoradas (a fagocitose e a morte intracelular das bactérias ingeridas aumentam), e a produção de citocinas pró-inflamatórias necessárias para o início da imunidade humoral e celular aumenta [3,4,5].

Métodos não medicamentosos de imunocorrecção

Estes métodos incluem a imunofarmacoterapia extracorporal (EIFT) e a imunoterapia aditiva, que utiliza a imunoregulação controlada *in vitro. A EIFT* é um método de engenharia celular de imunocorrecção que permite a utilização de células reguladoras da resposta imunitária autólogas *induzidas* in *vitro por* fármacos farmacológicos para efeitos de tratamento e é utilizada no tratamento de doenças de génese autoimune. A imunoterapia adotiva difere na medida em que se baseia na transferência de células activadas por linfócinas ou células infiltrantes de tumores para o corpo do doente [6].

As principais vantagens da EIFT são: a utilização de doses supraterapêuticas de medicamentos que não entram no corpo ou entram em quantidades vestigiais; o contacto das células com o agente farmacológico é rigorosamente doseado no tempo; as células induzidas afectam apenas áreas fisiologicamente visadas; é possível controlar a quantidade e o grau de indução da função celular antes da administração [6].

Um dos métodos mais controversos de imunocorrecção é a utilização de anticorpos monoclonais (mAbs), que se ligam a receptores-chave, melhoram a apresentação de antigénios, proporcionam co-estimulação ou contrariam a imunorregulação negativa [7]. No entanto, a utilização de medicamentos baseados em anticorpos monoclonais está associada ao desenvolvimento de reacções de hipersensibilidade de tipo retardado, complicações infecciosas
(tuberculose, hepatite viral), doenças linfoproliferativas, leucopenia, trombocitopenia e neutropenia [8]. Além disso, uma das desvantagens importantes do tratamento com anticorpos monoclonais é o preço.

A imunologia sintética é uma área de investigação nova e muito promissora que combina os conhecimentos e desenvolvimentos mais recentes da imunologia molecular e da biotecnologia. A investigação conduziu ao desenvolvimento de várias estratégias terapêuticas elegantes que envolvem a síntese de moléculas bifuncionais capazes de intercetar anticorpos contra células causadoras de doenças e partículas virais. Estes compostos sintéticos, denominados ARMs (moléculas recrutadoras de anticorpos), ligam-se simultaneamente a células-alvo patológicas e demonstraram iniciar respostas imunitárias mediadas por anticorpos, incluindo citotoxicidade dependente do complemento, citotoxicidade celular dependente de anticorpos e fagocitose celular dependente de anticorpos de partículas celulares ou virais [6].

Obviamente, a ideia de combinar as vantagens e a eficácia dos métodos de imunoestimulação *in vitro* com a segurança e a seletividade dos anticorpos sintéticos é muito atraente. No entanto, a alta tecnologia e o elevado custo dos métodos descritos tornam a sua utilização no tratamento de infecções bacterianas pouco conveniente. Este facto levou a que se começasse a procurar uma forma de aumentar a eficiência dos estimuladores biológicos sem recorrer a tecnologias dispendiosas.

O resultado da nossa investigação neste domínio é a variante *ex vivo* da estimulação celular. O método baseia-se no princípio da imobilização de objectos imunotrópicos numa matriz hemocompatível, cuja pesquisa e desenvolvimento são levados a cabo pelo pessoal do laboratório de hemo e linfossorção da Universidade Estatal de Medicina da Bielorrússia, em cooperação com os especialistas do Instituto de Química Bioorgânica do IAS RB. O método é designado por *imunocorrecção extracorporal (ECI)* e consiste na interação direta do ativador com as células sanguíneas alvo no circuito extracorporal. Este método de ativação *por contacto* liberta o método da principal desvantagem do EIFT - a necessidade de extrair as células-alvo e incubá-las com o estimulante, o que envolve uma série de dificuldades técnicas e impõe restrições à sobrevivência das células. Ao contrário dos agentes farmacológicos tradicionais, este método não está associado à introdução de compostos biologicamente activos no organismo, pelo que não requer a excreção de produtos de decaimento e a biotransformação, o que permite a utilização de doses superterapêuticas para a estimulação.

Vários compostos imunoactivos, tanto naturais (proteínas, componentes da parede celular bacteriana) como quimicamente sintetizados (agentes farmacológicos, sequências sintéticas de aminoácidos, anticorpos monoclonais), com propriedades físicas e químicas específicas em relação às células-alvo, podem ser utilizados como activadores de ligandos na IE. O rápido desenvolvimento da biotecnologia abre oportunidades para a reconstituição artificial de substâncias necessárias com propriedades específicas, ou para a alteração da estrutura espacial das substâncias existentes, a fim de as melhorar ou de lhes conferir novas propriedades. Estamos a falar de análogos sintéticos de péptidos que são capazes de imitar o sinal de ativação na célula, ligando-se ao centro ativo de um recetor específico para um determinado ativador biológico. Os ligandos peptídicos podem ser criados em função da especificidade do objeto alvo (recetor, proteína, célula), cuja ativação ou remoção tem significado patogénico para uma determinada condição patológica. É igualmente importante que estas tecnologias não sejam dispendiosas, embora sejam mais caras do que os ligandos de origem biológica (bactérias, fungos) e exijam especialistas altamente qualificados no domínio da biologia molecular, imunologia, bioquímica, biotecnologia e medicina. Os nossos especialistas estão atualmente a realizar uma investigação aprofundada nesta área e os dados preliminares obtidos dão resultados impressionantes, que, esperamos, no futuro abrirão novas oportunidades para o tratamento de doenças terapêuticas, cirúrgicas, oncológicas e algumas outras.

Estado imunitário dos doentes com formas crónicas de patologia purulenta.

No aparecimento e desenvolvimento da pioderma crónica, juntamente com as peculiaridades do agente patogénico, as suas propriedades patogénicas, virulentas e invasivas, é dada muita atenção ao papel das perturbações no funcionamento normal e na interação de várias partes do sistema imunitário [9,10]. O fator bacteriano no corpo é contrariado por um sistema de defesa multicomponente, incluindo imunidade inata (natural, não específica) e adaptativa (adquirida, específica). Os factores inespecíficos da imunidade inata resistem constantemente ao impacto dos factores de patogenicidade dos microrganismos oportunistas, persistindo normalmente na pele e nas membranas mucosas. No entanto, quando os factores imunitários estão enfraquecidos ou quando é ingerida uma dose excessiva de microrganismos oportunistas, as barreiras da imunidade natural podem ser ultrapassadas e pode desenvolver-se pioderma.

Um complexo de factores da imunidade inata pode eliminar completamente um agente patogénico sem o desenvolvimento de uma resposta imunitária específica. Este complexo inclui factores celulares (macrófagos, células dendríticas, neutrófilos, células NK, Tu/8, células B, etc.) e humorais (anticorpos naturais, complemento, proteínas de fase aguda, algumas citocinas, lisozima, etc.).

As células do sistema de imunidade inata estão amplamente representadas na pele e nas membranas mucosas. Um número significativo de trabalhos tem sido dedicado ao estudo de factores de defesa não específicos em doentes com pioderma [11]. O principal mecanismo de defesa antibacteriana é a fagocitose. Isto é explicado pelo papel principal da disfunção dos neutrófilos na formação de infecções recorrentes ou resistentes à terapêutica, uma vez que os neutrófilos são a primeira linha de defesa contra agentes infecciosos. Na pioderma crónica recorrente a longo prazo, há uma diminuição da fagocitose de acordo com o teste NST espontâneo e induzido [12]. Os dados do estudo de microscopia eletrónica atestam a incapacidade dos neutrófilos para eliminar agentes infecciosos devido à ausência ou incompletude dos lisossomas [13]. A ligação dos neutrófilos mais estudada na furunculose e no centeio. Há uma violação da função absorvente e digestiva dos neutrófilos [14,15]. Foi encontrada uma diminuição da atividade bactericida dos leucócitos polimorfonucleares em 47% dos doentes com furunculose recorrente. Ao examinar 150 doentes com furunculose crónica, 71% deles apresentaram uma diminuição da atividade de absorção e bactericida dos fagócitos contra Staphylococcus aureus [16].

Outros autores referem também uma bactericidalidade reduzida e uma conclusão deficiente da fagocitose. No entanto, há também relatos sobre a ausência de perturbações significativas na ligação dos neutrófilos. Quando se estudam os factores de resistência não específica do organismo no centeio, observa-se também uma correlação elevada entre a atividade dos leucócitos polimorfonucleares e das células mononucleares e a gravidade do curso da doença. Os autores sugerem que se preveja o curso do centeio nas fases iniciais utilizando métodos para determinar o estado funcional dos neutrófilos [17].

Em 67% dos doentes com furunculose recorrente, observou-se um aumento da formação de espécies reactivas de oxigénio pelos fagócitos em condições da sua reatividade metabólica (quimioluminescência dependente de luminol induzida por zymosan) sem alterações na quimioluminescência dependente de luminol espontânea. Assim, a atividade absorvente e bactericida das células fagocíticas é inibida na pioderma, o que se torna uma das razões para o curso grave da doença, tornando-se frequentemente crónica [18].

O aumento da suscetibilidade a infecções bacterianas está frequentemente associado a uma atividade opsonizante sérica insuficiente. Atualmente, considera-se que as opsoninas séricas mais importantes são o sistema complemento e as imunoglobulinas. A participação dos anticorpos na resposta imunitária manifesta-se de três formas: neutralização, opsonização e ativação do sistema do complemento. Os anticorpos contribuem para a eliminação de bactérias extracelulares, assegurando a captura do agente patogénico pelas células fagocíticas que o destroem nos fagolisossomas. Este processo é realizado através de duas vias. No primeiro caso, o agente patogénico revestido com anticorpos específicos torna-se muito mais acessível às células fagocíticas em resultado da interação do fragmento Fc da imunoglobulina com o recetor Fc na superfície do fagócito.

O processo de aumento da fagocitose devido a factores humorais em geral e a anticorpos específicos em particular é designado por "opsonização". Apenas os anticorpos IgG têm atividade opsonizante. A citotoxicidade celular dependente de anticorpos é mediada de forma semelhante. Consiste no facto de as células estranhas tratadas com anticorpos IgG morrerem quando co-cultivadas com leucócitos na ausência de complemento. Todas as células portadoras de receptores Fc podem participar nesta reação: neutrófilos, monócitos/macrófagos, linfócitos B, células assassinas naturais.

Noutro caso, os anticorpos ligados à superfície celular bacteriana podem ativar proteínas do sistema do complemento que participam numa série de reacções imunológicas. Em primeiro lugar, ao interagir com o agente patogénico, algumas proteínas do sistema do complemento actuam como opsoninas, promovendo, juntamente com os anticorpos, uma captura mais eficiente do agente patogénico pelos fagócitos. Em segundo lugar, os componentes do complemento actuam como factores quimiotácticos, atraindo as células fagocíticas para o foco de infeção.

A terceira propriedade das proteínas do sistema complemento está associada à sua capacidade de lise de alguns microrganismos através da formação de poros na sua parede celular [16]. Foi demonstrado que, no soro de doentes com infeção cutânea recorrente, existe uma deficiência das fracções C3 e C4 do complemento, o que leva a uma diminuição da quimiotaxia [17].

Existem muitos mecanismos pelos quais as bactérias inibem a atividade funcional dos neutrófilos e, assim, induzem uma infeção secundária. Um exemplo de supressão mediada é a incubação de monócitos e linfócitos humanos com peptidoglicanos de Staphylococcus aureus, em resultado da qual estas células produzem um inibidor da quimiotaxia dos neutrófilos [19].

Os baixos níveis de opsoninas acompanham as infecções bacterianas com um quadro clínico grave ou recorrente. Muitas bactérias desenvolveram mecanismos de defesa contra a opsonização e a subsequente fagocitose pelos neutrófilos. Estes mecanismos de defesa estão principalmente conjugados com a cápsula bacteriana. Mais de 50% das estirpes de *S. aureus* isoladas de doentes estão encapsuladas. Os componentes da parede celular do *S. aureus que* reduzem a eficiência da fagocitose são os peptidoglicanos e a proteína A, que se liga à IgG através do fragmento Fc. O principal componente da parede celular de outro agente patogénico da pioderma, S. pyogenes, que impede a opsonização é a proteína M, que pode ser considerada como o fator de virulência mais importante. Os estafilococos e os estreptococos produzem exotoxinas (leucocidinas) que são letais para os fagócitos. Para a maioria das bactérias patogénicas capsulares, incluindo Staphylococcus aureus e Pseudomonas bacillus, às quais a cápsula confere propriedades antifagocíticas, a opsonização com anticorpos específicos (principalmente IgG1, IgG3) é um pré-requisito para a eficiência da sua fagocitose através dos receptores Fc-y.

Tanto a concentração como a afinidade dos anticorpos são importantes para uma defesa antibacteriana e antiviral eficaz. A afinidade dos anticorpos é um indicador qualitativo da eficiência da opsonização microbiana. As alterações na afinidade podem ser a causa da diminuição da resistência aos agentes infecciosos. Numa concentração insuficiente e com baixa afinidade, os anticorpos não são capazes de ter um efeito bactericida significativo, o que pode ser uma das razões para a recorrência do processo inflamatório purulento. Ao examinar doentes com furunculose crónica, observou-se uma diminuição pronunciada da afinidade dos anticorpos para o determinante antigénico comum de todas as bactérias em 14% [16].

Numerosos estudos apontam para perturbações na ligação da imunidade humoral [20,21]. Os índices mais elevados de imunidade humoral, indicando uma hiperprodução pronunciada de todas as classes de imunoglobulinas, foram encontrados em pessoas com as primeiras manifestações de furunculose e centeio e em pessoas com pioderma agudo. Ao estudar os indicadores da ligação humoral da imunidade em pacientes com pioderma com mais de 3 anos de duração, foi encontrada uma diminuição estatisticamente significativa no nível de IgA e IgG e um aumento no nível de IgM. Em doentes com furunculose, há uma diminuição do nível de IgM num contexto de aumento da concentração de IgG, em doentes com pioderma ulceroso crónico e ectima vulgar há um aumento do nível de IgM e IgG e uma diminuição do conteúdo de IgA, enquanto em doentes com impetigo vulgar os indicadores da imunidade humoral estavam dentro dos limites normais. [22].

Os autores encontram uma correlação entre os parâmetros imunológicos e o estádio, a natureza do curso, a duração, a forma clínica e o fator etiológico da doença. Na fase de exacerbação da furunculose crónica, os doentes apresentam uma diminuição do número absoluto de linfócitos, linfócitos com marcadores CD4 e CD8 (em 28, 59 e 21% dos doentes, respetivamente), uma diminuição do índice fagocítico (em 14%) e um aumento da quimioluminescência induzida dependente do luminol (em 31%). Na fase de remissão, foi detectada uma diminuição da contagem total de linfócitos (18%), CD3 (25%), CD4 (41%) e CD21 (19%) [23].

Ao examinar indivíduos com várias formas de pioderma, os índices mais elevados de imunidade humoral, indicando uma hiperprodução pronunciada de todas as classes de imunoglobulinas, foram encontrados em doentes com as primeiras manifestações de furunculose e centeio. Fora da exacerbação da furunculose crónica, os indicadores de imunidade celular eram normais [15].

Nos doentes que sofrem de pioderma crónica há mais de 3 anos, foram observadas alterações nos indicadores da imunidade celular e humoral, bem como no sistema de fagocitose. A diminuição estatisticamente significativa do nível de IgA, IgG e o aumento do conteúdo de IgM estavam em correlação direta com o conteúdo de linfócitos B no contexto de uma diminuição do número de linfócitos T, T-helpers e T-supressores. Foi revelada uma depressão do sistema fagocítico, manifestada por uma diminuição do número de leucócitos, neutrófilos, monócitos, do seu potencial funcional e efector [24]. Tudo isto indica o esgotamento das capacidades de reserva do organismo na pioderma. De acordo com outros autores, o aumento da atividade supressora e a supressão da função activadora das células T, o desequilíbrio de algumas subpopulações de células imunoreguladoras também são observados na pioderma [25].

Dependendo da forma clínica da pioderma, distinguem-se tipos de alterações na homeostase imunitária: ativação acentuada da imunidade celular, caracterizada por um aumento do número total da população de células T, um aumento do pool de CD4 e um aumento do número de receptores HLA DR na superfície da membrana das células T em doentes com estafilodermia. A ativação da ligação celular na pioderma é referida nos estudos de E.V.

Novitskaya e S.A. Kovalenko [20]. Os mesmos autores apontam para um aumento de 4 vezes no número de células NK em doentes com pioderma crónica, o que é considerado um fator de prognóstico para a cronicização do processo. Outros autores observam um aumento do nível de células T-supressoras com um nível inalterado de células T-helpers, num contexto de diminuição do número absoluto de linfócitos B. N.H. Setdikova e T.V. Latysheva [14] apontam para a depressão da ligação da imunidade celular pela furunculose sob a forma de uma diminuição do número absoluto de linfócitos (em 33,3%), CD3 (em 31,7%), CD4 (em 57,1%), CD8 (em 23,8%), CD21 (em 26,9%). Também I.V. Gavrish et al. verificaram uma diminuição do número absoluto e relativo de linfócitos portadores de marcadores CD3, CD4 e do rácio CD4/CD8, no contexto de um aumento do número de células NK. [24]. Outros autores no estudo do estado imunitário em doentes com furunculose crónica não revelaram alterações significativas no nível das subpopulações de linfócitos [16], no entanto, de acordo com I.N. Gvozdeva, houve uma diminuição no conteúdo de CD4 de menos de 0,9 células/l com outros indicadores normais de imunidade celular [26].

Dependendo da gravidade do curso da pioderma, por exemplo, na furunculose, a gravidade e a natureza dos distúrbios imunológicos variam. No curso leve em 70% dos pacientes, os índices imunológicos são normais, no curso moderado e severo há uma diminuição no número absoluto de linfócitos, linfócitos com marcadores CD3, CD4, CD21 no contexto de um aumento no nível de CD8, o que também indica a supressão do elo celular da imunidade. Alguns autores, no estudo da furunculose recorrente na fase de exacerbação, relacionam os distúrbios imunológicos identificados com a presença de patologia concomitante [22].

Nas formas ulcerativa e ulcerativa-vegetativa da pioderma, há uma ativação pronunciada da ligação humoral no contexto de uma insuficiência relativa da ligação celular sob a forma de uma diminuição do número de CD3 e um aumento do nível de CD21, IgA, IgG, IgM, CIC [27]. Os mesmos dados foram obtidos quando se estudou a imunidade em doentes com pioderma ulceroso e ectima vulgar: quase todos os indicadores de imunidade celular estão reduzidos, há disglobulinemia sob a forma de hiperprodução de IgM, IgG com diminuição da concentração de IgA. Outros autores referem também a ativação da ligação humoral [28]. Muitos investigadores sublinham a dependência direta da profundidade dos distúrbios imunológicos com a duração do curso da pioderma. A deficiência do sistema T de imunidade, por norma, desenvolve-se após 2-4 anos e atinge o máximo aos 10 anos da doença. Na estreptodermia generalizada, revelou-se uma insuficiência das ligações celulares e humorais.

Assim, ao estudar o estado imunitário em doentes com formas crónicas e frequentemente recorrentes de pioderma, verifica-se uma ativação acentuada da ligação celular da imunidade, caracterizada por um aumento significativo do nível de leucócitos, o número relativo de linfócitos com marcadores CD4, CD8, células NK com índices normais da ligação humoral. Nos doentes com formas superficiais de evolução aguda, há uma tendência acentuada para a ativação da ligação humoral sob a forma de hiperprodução de imunoglobulinas no contexto do aumento do nível de CD21, CD22. Em doentes com formas profundas de pioderma frequentemente recorrente com uma duração superior a 5 anos, há uma diminuição significativa do número relativo de linfócitos, linfócitos com marcadores CD3, CD4, CD8, CD22, fração C4 do complemento [29].

No início dos anos 90 do século passado, desenvolveu-se intensamente uma nova direção na medicina, associada ao estudo dos mecanismos de regulação das interacções intercelulares na normalidade e em diversas patologias. Por esta altura, foi estabelecida a existência de um grande grupo de mediadores polipeptídicos envolvidos na formação e regulação das reacções de defesa do organismo - as citocinas. As citocinas são produzidas e segregadas pelas células do sistema imunitário e desempenham a função de mediadores que asseguram a cooperação intercelular e a imunoregulação positiva e negativa [30]. Atualmente, já são conhecidas mais de 100 substâncias individuais pertencentes à família das citocinas. O significado destas proteínas no desenvolvimento de processos patológicos e o seu papel na formação do processo infecioso são discutidos em numerosos trabalhos, incluindo os de carácter de revisão. A maioria dos trabalhos é dedicada ao estudo da dinâmica das citocinas pró-inflamatórias, como a ILip e o teor de fator de necrose tumoral a (TNFa) no sangue em diferentes processos infecciosos e infiltrativos. A produção local de TNFa no foco de infeção proporciona a quimiotaxia de granulócitos e monócitos para o foco, aumentando a fagocitose e a microbicidalidade dos fagócitos. Em resposta à infeção, e como resultado da ação dos agentes inflamatórios nas células, ocorre um aumento da produção de PL. Muitos dos efeitos pró-inflamatórios da IL1, incluindo a participação na defesa anti-infecciosa não específica, são realizados em sinergia com o TNFa e a IL6 [31].

Alguns dos mais fortes indutores da síntese de citocinas são os componentes das paredes celulares bacterianas: lipopolissacarídeos, peptidoglicanos, muramilpeptídeos. Uma reação inflamatória típica que surge em resposta à penetração da pele por agentes patogénicos é formada com a participação de citocinas pró-inflamatórias, que incluem PL, IL2, IL6, IL8, IL12, TNFa, u-interferão (IFNy). A IL12 é um indutor de citocinas pró-inflamatórias [32]. O desenvolvimento da resposta inflamatória é um fator que envolve reacções da imunidade adaptativa, onde a família dos interferões desempenha um papel importante. Entre as funções do IFNY, UMA DAS mais importantes é a ativação das funções efectoras dos macrófagos: microbicida e citotoxicidade, produção de citocinas, radicais superóxido e nitróxido, prostaglandinas. O IFNy aumenta a expressão de antigénios do complexo principal de histocompatibilidade de classe 1 e 2 na superfície celular, aumentando assim a eficiência da apresentação do antigénio e promovendo o seu reconhecimento pelos linfócitos T. O IFNy estimula a maturação dos precursores dos monócitos medulares, suprime a produção de citocinas pelos linfócitos Th2 e estimula a diferenciação dos linfócitos TY. Na estafilodermia, o teor de IFNy correlacionou-se com a duração da doença, na estreptodermia - com a gravidade da doença, na estreptostafilodermia não foram encontradas correlações.

Ao determinar o nível de anticorpos circulantes idiotípicos e anti-idiotípicos contra o IFNy no soro dos doentes, foi revelada uma correlação inversa entre o teor de anticorpos anti-idiotípicos contra o IFNy e a gravidade da evolução da doença [29]. Por conseguinte, a utilização de IFNy recombinante na furunculose recorrente justifica-se e tem um bom efeito clínico. A citocina anti-inflamatória IL10 é um antagonista do IFNy. Os componentes da parede celular bacteriana, incluindo os muramilpeptídeos, são fortes activadores das células do sistema monócito-macrófago, que, por sua vez, ao serem activadas, destroem os agentes patogénicos por fagocitose e formação de radicais de oxigénio activos. Os fagócitos mononucleares proporcionam uma defesa antibacteriana não específica do organismo, não apenas devido à sua função fagocítica. As citocinas pró-inflamatórias e anti-inflamatórias segregadas por eles controlam a primeira linha de defesa contra as infecções, proporcionando o recrutamento e a ativação de macrófagos, granulócitos e células NK. O peptidoglicano e os seus componentes podem induzir a ativação e estimular a produção pelos macrófagos de citocinas - IL6, IL8, IL12, TNFa e IL1 - um dos principais coestimuladores da ativação das células T, cuja principal função é participar em reacções inflamatórias [33].

Nos últimos anos, foi demonstrado que a IL12 é uma citocina essencial para reforçar a resposta imunitária mediada por células e iniciar uma defesa anti-infecciosa eficaz [34]. A evolução e o resultado de muitas infecções dependem da capacidade do agente patogénico, dos seus componentes e produtos para induzir a síntese de IL12. A inibição selectiva da síntese de IL12, mesmo que a produção de outras citocinas pró-inflamatórias (PL e TNFa) seja preservada, permite que os agentes patogénicos persistam no organismo durante muito tempo. O principal efeito da PL 2 é a indução da síntese de IFNy. A IL 12 funciona como um elo essencial entre os mecanismos de defesa não específicos e a resposta imunitária específica. Um dos seus efeitos mais importantes é a sua capacidade de orientar a diferenciação dos linfócitos ThO para ThY. Neste efeito, é um sinergista do IFNy.

As citocinas pró-inflamatórias são sintetizadas no foco da inflamação, principalmente por células macrofágicas. São activadas por componentes da parede celular de agentes patogénicos e em resposta a danos nos tecidos. As quimiocinas, que incluem pelo menos 25 citocinas de baixo peso molecular, em particular IL8 e R ANTES, aumentam a migração de leucócitos para o foco da inflamação e, em cooperação com outras citocinas, aumentam a sua atividade funcional [35].

Assim, a nível local, as citocinas são responsáveis por todas as fases de desenvolvimento de uma resposta adequada à introdução de agentes patogénicos. Em caso de falha das reacções de defesa locais, desenvolve-se uma reação inflamatória, a síntese de citocinas aumenta, estas entram na circulação e o seu efeito manifesta-se a nível sistémico. Um dos exemplos vívidos de hipercitocinemia grave desenvolvida como resultado da indução da produção de IL1 e TNFa pelos macrófagos por endotoxina bacteriana é o choque sético bacteriano [36].

Até à data, o estudo de importantes factores imunitários como as citocinas em doentes com pioderma tem sido fragmentado e, em alguns casos, foram obtidos dados contraditórios. Recentemente, o papel das citocinas na pioderma tem sido ativamente debatido. Os poucos trabalhos dedicados ao estudo das citocinas na pioderma contêm dados contraditórios e não permitem determinar o grau de envolvimento das citocinas nesta patologia. O desenvolvimento da pioderma, como qualquer processo infecioso, é acompanhado por um aumento da concentração da citocina pró-inflamatória IL1. As seguintes citocinas são as mais estudadas na piodermite: IFNy, IL1, TNFa, IL2, IL8. Numa série de estudos sobre o perfil de citocinas em doentes com pioderma, dependendo da fase da doença, foi demonstrado que na furunculose crónica, para além da exacerbação, existem alterações fiáveis marcadas sob a forma de uma diminuição da produção induzida de IFNy, IL4, TNFa, IL8 e um aumento da produção espontânea de TNFa, IL8, IFNy, o que reflecte a natureza crónica da ativação da ligação de citocinas da imunidade. A perturbação da produção do fator de crescimento das células T IL2, nomeadamente um aumento da produção espontânea, indica a persistência do agente patogénico e a formação de imunodeficiência secundária. De acordo com outros autores, os indicadores médios da secreção de IL1(3 e TNFa em doentes com pioderma foram significativamente reduzidos [36]. No entanto, nota-se a dependência do conteúdo de citocinas no leito vascular da forma clínica da pioderma: o conteúdo mais baixo de ILip e TNFa é observado em doentes com a forma ulcerativa-vegetativa da pioderma, ectima vulgar, acne conglobante, sicose comum e centeio. Na estreptoesfilodermia e na ostiofoliculite (nas formas superficiais de pioderma), os níveis de ILip e TNFa são ligeiramente mais elevados, com uma secreção reduzida de IL2 pelas células mononucleares [37]. Foi encontrada uma correlação entre o nível sérico de IL8 e os parâmetros do teste NST em doentes com pioderma, o que confirma o papel da IL8 como o principal quimioatractor e estimulador da atividade biológica dos neutrófilos. A importância diagnóstica da determinação dos níveis de citocinas reside no estabelecimento da relação entre as perturbações e o curso da doença, na possibilidade de prever complicações, bem como na possível utilização de informações sobre citocinas para avaliar a eficácia do tratamento. Assim, verificou-se que a terapia com antibióticos não é acompanhada por alterações na concentração sérica de TNFa [38].

Reconhece-se atualmente que os tipos de resposta imunitária estão associados a uma das variantes de ativação linfocitária com a participação predominante de clones de linfócitos T auxiliares TY ou Th2, que diferem no conjunto de citocinas produzidas e determinam a direção do desenvolvimento da resposta imunitária. A ativação de Thy, que segrega IL2 e IFNy, leva à estimulação sobretudo das funções dos linfócitos T e dos macrófagos e ao desenvolvimento de uma resposta de tipo celular, ao passo que a síntese de IL4, IL5, IL10, IL13, IL25 pelas células T auxiliares Th2 estimula sobretudo a ligação humoral [35].

Em relação ao acima exposto, a furunculose é considerada não como uma inflamação local da pele, mas como uma doença sistémica geral resultante do desenvolvimento de defeitos imunológicos predisponentes, violando frequentemente uma série de importantes inter-relações intercelulares e bioquímicas. Hoje em dia, especialistas de todo o mundo procuram ativamente novos métodos terapêuticos que não só combatam mais eficazmente as doenças agudas, afectando a fonte patológica, como também sejam capazes de estimular ou compensar de forma abrangente os defeitos dos processos naturais de adaptação do corpo humano.

CAPÍTULO 3

IMUNOCORRECÇÃO DE CONTACTO

Natureza do ligando ativo para a imunocorrecção por contacto

Foi decidido utilizar polissacáridos bioactivos fúngicos, que são, na nossa opinião, objectos mais seguros para utilização médica do que os bacterianos, como amostra experimental de um imunoestimulante extracorporal. De facto, alguns dos biopolímeros da parede celular fúngica (principalmente 0-glucano ou heteropolissacárido) já encontraram o seu lugar no mercado como medicamentos anticancerígenos, imunoestimulantes ou profiláticos. [20].

Alguns fungos que são hoje amplamente utilizados na medicina tradicional como imunoestimulantes orais (levedura de padeiro e de cerveja) podem também ser utilizados para a imunorregulação direta.

Um imunoestimulante extracorporal criado a partir de componentes da parede celular de *Saccharomyces cerevisiae* (levedura de padeiro) terá aplicação no tratamento de estados de imunodeficiência secundária e de formas crónicas de infeção bacteriana resistentes aos antibióticos. A sua potencial aplicação em oncologia e reumatologia será ainda investigada. No entanto, o desenvolvimento requer estudos pré-clínicos exaustivos antes de poder ser transferido da investigação fundamental para a investigação aplicada.

Vários compostos de origem natural (proteínas, componentes da parede celular bacteriana) e compostos sintetizados quimicamente (agentes farmacológicos, sequências sintéticas de aminoácidos, anticorpos monoclonais) podem ser utilizados como activadores de ligandos na IE.

Apesar de os activadores de origem biológica serem fortes imunoestimuladores do sistema de defesa imunitária não só inespecífico mas também humoral, a sua utilização como ligandos tem uma série de limitações. Devido à sua elevada imunogenicidade, existe o risco de reacções alérgicas e de hiperestimulação da resposta celular, o que pode ter consequências bastante graves tanto para o sistema imunitário como para o organismo em geral.

Por conseguinte, foi decidido utilizar polissacáridos bioactivos fúngicos, que são, na nossa opinião, objectos mais seguros para utilização para fins médicos do que os bacterianos, como amostra experimental de um imunoestimulante extracorporal. De facto, alguns dos biopolímeros da parede celular fúngica (principalmente P-glucano ou heteropolissacarídeo) já encontraram o seu lugar no mercado como medicamentos anticancerígenos, imunoestimulantes ou profiláticos [39]. Alguns fungos que são hoje amplamente utilizados na medicina tradicional como imunoestimulantes orais (levedura de padeiro e de cerveja) podem também ser utilizados para a imunorregulação direta. O imunoestimulador de tipo extracorporal, criado com a utilização de componentes da parede celular *de cogumelos,* que está a ser ativamente desenvolvido pelo pessoal do nosso laboratório, encontrará a sua aplicação no tratamento de estados de imunodeficiência secundária e de formas crónicas de infeção bacteriana resistentes a antibióticos. No futuro, será investigada a possibilidade da sua aplicação em oncologia e reumatologia.

Alterações nas concentrações de citocinas no sangue de dadores em resposta à exposição a um ligando ativo numa experiência *in vitro*

As citocinas são pequenas proteínas (Mg 8-80 kDa) que actuam tanto nas células que as produzem como nas células circundantes. A formação e a libertação destas moléculas altamente activas são geralmente de curta duração e fortemente reguladas. As citocinas desempenham um papel central na regulação positiva e negativa da resposta imunitária, bem como na sua integração com as funções fisiológicas de outros sistemas do corpo - endócrino e hematopoiético.

O reconhecimento de estruturas microbianas ocorre logo no início da resposta do organismo à infeção, antes do desenvolvimento de uma resposta imunitária específica. O tipo de resposta subsequente depende principalmente das citocinas segregadas. Diferentes conjuntos de citocinas segregadas pelas células efectoras activam as suas funções, mas se for activada uma função efectora inadequada, não ocorre a eliminação do agente patogénico e desenvolve-se imunopatologia crónica [30]. Os nossos estudos têm como objetivo a correção destas perturbações. Assim, o estudo da função produtora de citocinas deve ser uma prova fundamental da eficácia da estimulação celular.

A Tabela 1 mostra os resultados das concentrações de citocinas pró-inflamatórias no sobrenadante após a interação do sangue total com a glicoproteína da parede celular da levedura, zimosan e com células viáveis de levedura de padeiro.

Como os nossos estudos demonstraram, a interação da glicoproteína de levedura com as células sanguíneas resulta num aumento estatisticamente significativo da concentração de citocinas pró-inflamatórias (TNF-a, IL-10, IL-6, IL-8).

Tabela 1 - Concentrações de citocinas no sangue de dadores praticamente saudáveis em

resposta à ação do ativador

Citocina	P.R.	Glicoproteína	Levedura	Zymosan
TNF-a	13,59 (4,57;38,57)	274,69* (245,94;317,64)	345,14* (310,27;350,41)	5412,80* (2453,02;8372,58)
IL-10.	1,31 (0,00;13,62)	16,23* (2,13;62,36)	8,31 (5,59;17,61)	118,50* (7,02; 199,50)
IL-6	0,00 (0,00;3,56)	37,49* (24,81; 137,94)	8,49* (2,13;20,91)	81,59* (71,79;199,50)
IL-8	48,67 (35,77;187,80)	413,35* (399,35;498,00)	362,10* (275,30;386,90)	78,63 (67,49;89,14)

*- diferença significativa na comparação entre pares com o grupo de controlo (PE), $p<0,05$

Para uma avaliação comparativa da intensidade do efeito de diferentes activadores na produção de citocinas pelos neutrófilos, foi calculado o coeficiente "I". A intensidade do efeito (I) foi determinada pela taxa de síntese de citocinas por unidade de tempo e calculada pela fórmula: $I= (Kl-K0)/t$, onde K1 - concentração de citocina após incubação com ativador, KO - concentração de citocina após incubação com solução salina, t - tempo de incubação.

A análise de variância de Friedman dos dados apresentados na **Tabela 2** mostrou que havia uma diferença significativa entre a taxa de síntese de diferentes citocinas sob a influência de diferentes activadores.

Tabela 2 - Taxa de síntese de citocinas pelas células sanguíneas do dador em resposta à ação do ativador (ng/min)

Citocina	Licoproteína G.	Levedura**	Zimozan**	
TNF-a*.	2,55 (2,03;3,38)	3,06 (2,72;3,58)	57,86 (24,79;90,94)	p=0,0039 H=11,08
IL-10.	0,17 (0,00;0,68)	0,08 (0,04;0,10)	1,20 (0,07;1,52)	p=0,2181 H=3,04
IL-6*	0,41 (0,31; 1,27)	0,07 (0,03;0,20)	0,65 (0,28; 1,52)	p=0,0009 H=14,01
IL-8*	31,23 (18,66;50,82)	2,52 (0,65;4,24)	0,33 (0,00;0,94)	p=0,0243 H=7,43
Fiabilidade das	p=0,00738	p=0,04206	p=0,00635	Fiabilidade das

diferenças na coluna	к=1,00	k=0,911	k=0,850	diferenças nas séries

*- diferença fiável entre os grupos da série (grupos independentes), utilizámos a análise de variância de Kraske la-U o llysse rank

**-diferença significativa entre grupos na coluna (grupos dependentes), foi utilizada a análise de variância de Friedman

Assim, quando as células sanguíneas foram activadas com glicoproteína, a taxa de síntese máxima foi observada para IL-8 (31,23 (18,66;50,82) ng/min) *(Figura 1), e a* mínima para IL-10 (0,17 (0,00;0,68) ng/min).

É de notar que, durante a ativação de células sanguíneas por células de levedura inteiras, a taxa de síntese de todas as citocinas foi insignificante, o valor mais elevado da taxa de síntese foi observado para TNF-a, o mais baixo - para IL-6 e IL-10.

Sob a ação do Zymosan, as células sanguíneas sintetizam o TNF-a da forma mais eficiente possível, enquanto a síntese de IL-8 é a menos eficiente.

Pode concluir-se que as células inteiras dos microrganismos activam de forma insignificante a síntese de citocinas. Enquanto que os polissacáridos (Zymosan) ou as glicoproteínas isoladas de células de levedura permitem a síntese ativa de citocinas pelas células sanguíneas humanas.

Além disso, a ativação de células sanguíneas humanas por polissacáridos (Zymosan) leva a uma acumulação significativa de TNF-a *(Figura 2), enquanto* a ativação por glicoproteínas promove a acumulação de IL-8 *(Figura 1).*

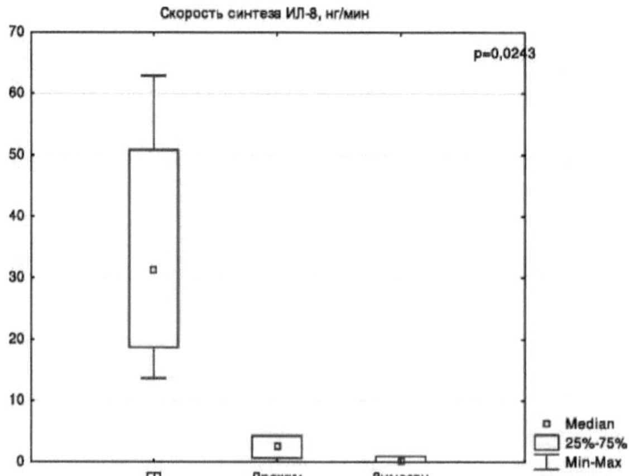

Figura 1 - Taxa de síntese de IL-8 por células sanguíneas imunocompetentes sob a influência de diferentes activadores.

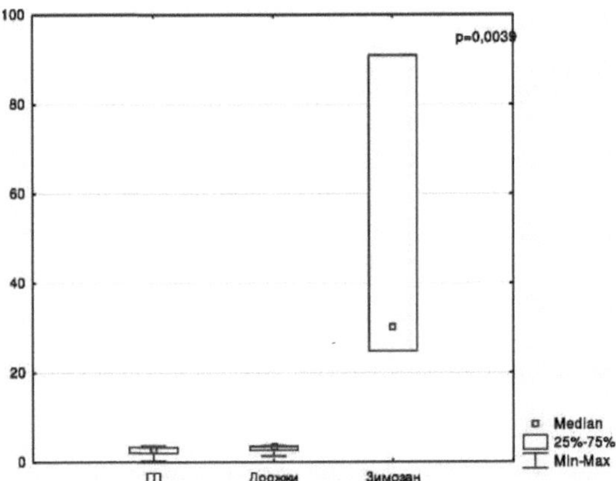

Figura 2 - Taxa de síntese de TNF-alfa por células sanguíneas imunocompetentes sob a influência de diferentes activadores

Dados os graves efeitos sistémicos no organismo mediados pelo TNF-a [30], do nosso ponto de vista, a ativação das células sanguíneas pelas glicoproteínas de Saccharomyces cerevisiae é mais preferível. A IL-8 é uma quimiocina, promove a expressão de receptores Toll-like, o que levará à ativação da quimiotaxia de neutrófilos e monócitos para o foco de inflamação [35].

Quanto à concentração de IL-4 *(Figura 3),* não se registaram alterações estatisticamente significativas na concentração. Este facto indica que a glicoproteína isolada das células de levedura ativa mais os granulócitos sanguíneos e não afecta os linfócitos.

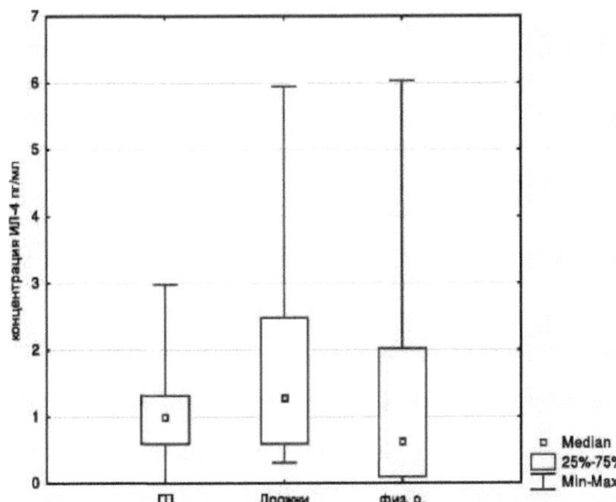

Figura 3 - Concentração de IL-4 no sobrenadante após contacto das células sanguíneas com o ativador

Assim, a glicoproteína isolada do lisado de células de levedura tem a capacidade de ativar a produção de citocinas pró-inflamatórias por células sanguíneas granulocíticas, sendo a síntese de IL-8 induzida em maior grau. Após o contacto das células sanguíneas com a glicoproteína, verifica-se um aumento da concentração de TNF-alfa, IL-6 e IL-10.

Alterações nas concentrações de elastase leucocitária e de mieloperoxidase no sangue de dadores em resposta à exposição a um ligando ativo

As elastases clássicas são representadas por três enzimas. Duas delas pertencem à classe das serino-proteinases: elastase pancreática e leucocítica, e uma pertence à classe das metaloproteinases da matriz - elastase macrofágica. Durante o desenvolvimento da inflamação e dos processos patológicos locais, as elastases leucocitárias e macrofágicas são as enzimas mais activas envolvidas nos danos da matriz intercelular.

A elastase leucocitária humana é a principal proteinase dos grânulos azurófilos dos leucócitos polimorfonucleares, que tem um pH neutro ótimo e tem o efeito mais destrutivo nas estruturas biológicas. Após a ativação dos neutrófilos, a elastase é rapidamente libertada para o espaço extracelular a partir dos grânulos primários dos leucócitos durante a sua desgranulação.

Para além do seu papel na degradação da matriz extracelular, a elastase pode funcionar como um regulador da inflamação, uma vez que hidrolisa várias citocinas anti-inflamatórias, tais como IL-1, IL-2, IL-6 e TNF. Entretanto, no processo de estudo dos efeitos biológicos do ativador, foi detectado um aumento significativo da função de produção de citocinas e foram encontradas provas de uma melhor atividade fagocítica, o que poderia implicar a desgranulação espontânea dos neutrófilos do sangue e provocar a libertação de grandes concentrações de elastase sob a ação do ativador.

Assim, para além do estudo da concentração de citocinas no sobrenadante, estudámos o nível de elastase leucocitária e de mieloperoxidase. Os resultados do estudo são apresentados na Tabela 6.

Os valores medianos da concentração de elastase no sangue com solução salina situam-se em torno de valores nulos, nomeadamente 0,09 (0,07;0,10) µg/ml. **(Quadro 3)** Como era de esperar, a estimulação das células fagocíticas com uma suspensão de células vivas de levedura resultou numa libertação maciça de elastase para o espaço extracelular como resultado da degranulação e da morte dos fagócitos (explosão de oxigénio), que representou numericamente 91,02 (33,99;152,42) µg/ml *(Figura 4)*.

Tabela 3 - Concentrações de elastase leucocitária e mieloperoxidase (ng/ml) no sobrenadante após exposição ao <u>ativador de</u> sangue total

Nome	Glicoproteína	Levedura	Solução salina
Elastase de leucócitos, µg/ml	0,15 (0,09;0,39)	91,02* (33,99;152,42)	0,09 (0,07;0,10)
Mieloperoxidase, ng/ml	23,35 (20,21 ;24,67)	24,85* (18,61;27,06)	17,16 (5,68;22,21)

* - diferença estatisticamente significativa em relação à solução salina

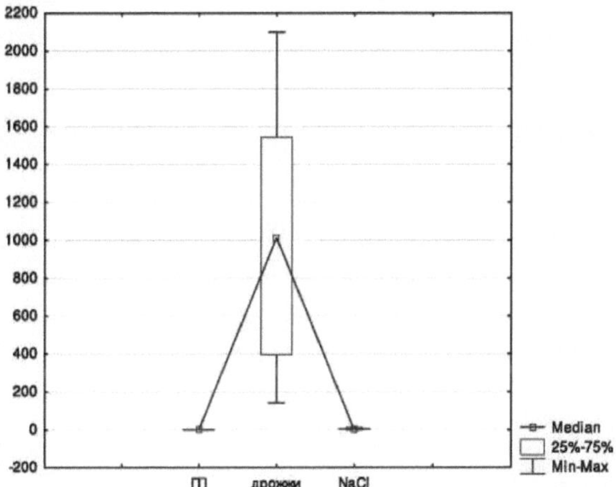

Figura 4 - Concentração de elastase leucocitária no sobrenadante após contacto das células sanguíneas com o ativador (Método de Friedman, p=0,00058)

Não se registou qualquer libertação de elastase quando as células foram activadas com a fração glicoproteica purificada: a concentração mediana neste caso foi de 0,15 (0,09 ;0,39) µg/ml, o que é comparável aos valores do grupo de controlo **(Tabela 3).**

Não se registou qualquer alteração significativa na concentração de mieloperoxidase após o contacto do sangue com a glicoproteína. Apenas em alguns casos observámos um aumento significativo da concentração de mieloperoxidase no sobrenadante após a exposição dos activadores investigados às células sanguíneas.

Resultados semelhantes foram obtidos anteriormente quando estudámos o efeito da glicoproteína na alteração da concentração de elastase. Esta conclusão é favorável à segurança da aplicação de activadores na prática clínica, uma vez que os danos nas células e tecidos vizinhos, a morte de neutrófilos e o desencadeamento descontrolado do processo inflamatório são efeitos secundários indesejáveis da imunomodulação extracorporal.

Alterações na expressão de marcadores de membrana de superfície nas células sanguíneas do dador em resposta à exposição a um ligando ativo

Quadro 4 - Alterações na expressão de CD 177 na superfície de células sanguíneas imunocompetentes em resposta à ação de glicoproteínas

Tipo de células	P.R.	Glicoproteína
Neutrófilos	87,80 (70,50;94,40)	99,20 (94,10; 100,00) *
Monócitos	1,85 (0,54;2,76)	4,80 (2,15;21,40)*
Linfócitos	0,18 (0,09;0,46)	0,41 (0,22; 1,15)

* - diferença estatisticamente significativa em relação à solução salina

Como demonstram os nossos estudos apresentados no **Quadro 4**, após a interação da glicoproteína de levedura com as células sanguíneas dos dadores, verifica-se um aumento significativo de neutrófilos e monócitos que expressam o marcador CD177. A molécula CD 177 é um antigénio específico dos neutrófilos humanos.

De acordo com a literatura científica, a expressão desta molécula na superfície dos neutrófilos aumenta sob a influência de antigénios de microrganismos e de algumas citocinas [40]. Existe também uma hipótese sobre a participação do CD177 no desenvolvimento de reacções microbicidas dos neutrófilos. Além disso, o CD177 é uma molécula de adesão celular que participa ativamente na migração de leucócitos para o foco de inflamação, mediando a sua interação com as células endoteliais. Assim, o ativador isolado aumenta a percentagem de neutrófilos e monócitos capazes de migrar para o centro inflamatório através do aumento da expressão de CD 177

O cluster de diferenciação CD 162 é um ligando glicoproteico da P-selectina 1, a PSGL-1 é uma proteína transmembranar na superfície dos leucócitos, um dos principais ligandos das selectinas. Desempenha um papel importante no processo de retenção e rolamento de leucócitos na superfície endotelial vascular, o passo inicial na ligação, sequestro e transmigração de leucócitos durante a resposta inflamatória.

A proteína é encontrada em neutrófilos, monócitos e na maioria dos linfócitos [41]. Os nossos estudos mostraram que, após a interação das células sanguíneas com a glicoproteína de levedura, a percentagem de neutrófilos, monócitos e linfócitos que expressam CD 162 diminuiu significativamente **(Tabela 5).** O facto de haver uma diminuição dos neutrófilos CD

162+ indica ativação celular. De acordo com a literatura, a expressão de CD 162 diminui durante o desenvolvimento da inflamação, bem como durante a ativação por IL-6 e outros factores pró-inflamatórios [42].

Tabela 5 - Alterações na expressão de CD 162 na superfície de células sanguíneas imunocompetentes em resposta à ação de glicoproteínas

Tipo de células	P.R.	Glicoproteína
Neutrófilos	98,30 (93,90;99,90)	83,30 (59,90;92,30)*
Monócitos	98,70 (91,90;98,70)	93,90 (90,40;96,35)*
Linfócitos	73,25 (67,20;75,60)	70,50 (53,20;72,85)*

* - diferença estatisticamente significativa em relação à solução salina

Os resultados do estudo da dinâmica da expressão dos receptores Toll-like (TLR) na superfície das células imunocompetentes são apresentados nos **quadros 6 e 7**. Quando a glicoproteína de *Saccharomyces cerevisiae* é exposta a células sanguíneas, regista-se um aumento significativo da percentagem de células CD281+282+ e de células CD282+286+ (*Figura 5, 6, 7*). O aumento da co-expressão de TLR-1 (CD281) com TLR-2 (CD282), bem como de TLR-2 (CD282) com TLR-6 (CD286) indica a ativação de neutrófilos e monócitos, bem como a sua prontidão para reconhecer antigénios de bactérias gram-positivas e gram-negativas, bem como antigénios fúngicos [43].

Tabela 6 - Alterações na expressão de 281+282+ células sanguíneas imunocompetentes em resposta à ação da glicoproteína

Tipo de células	P.R.	Glicoproteína
Neutrófilos	0,67 (0,54;1,05)	1,43 (1,21 ;2,96)*
Monócitos	0,80 (0,51;4,06)	1,79 (1,14;11,10)*
Linfócitos	0,16 (0,10;0,46)	0,12 (0,07;0,45)

Tabela 7 - Alterações na expressão de 282+286+ células sanguíneas imunocompetentes em resposta à ação da glicoproteína

Tipo de células	P.R.	Glicoproteína
Neutrófilos	0,78 (0,51 ;3,06)	2,98 (1,33;8,66)*
Monócitos	1,02 (0,82;5,84)	1,84 (1,27;13,40)*
Linfócitos	0,12 (0,11;0,45)	0,29 (0,17;0,38)

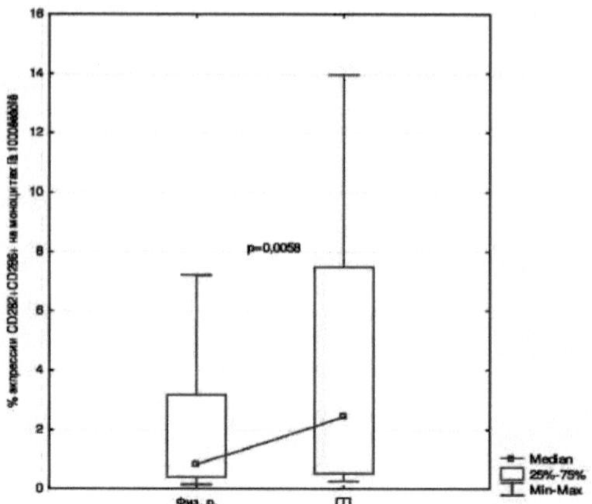

Figura 5 -Dinâmica dos monócitos sanguíneos 282+286+ em resposta à ação da glicoproteína

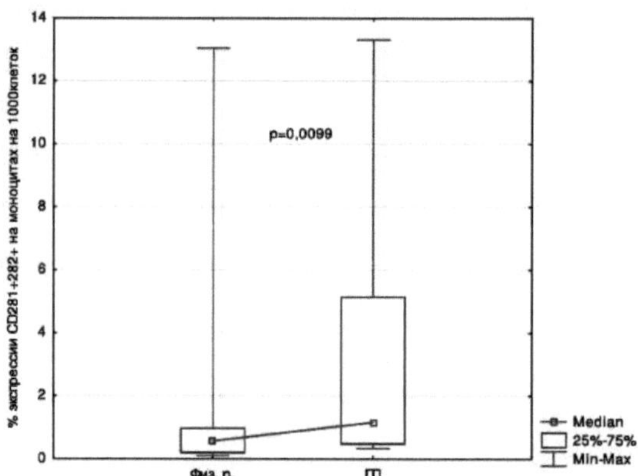

Figura 6 -Dinâmica dos monócitos sanguíneos 281+286+ em resposta à ação da glicoproteína

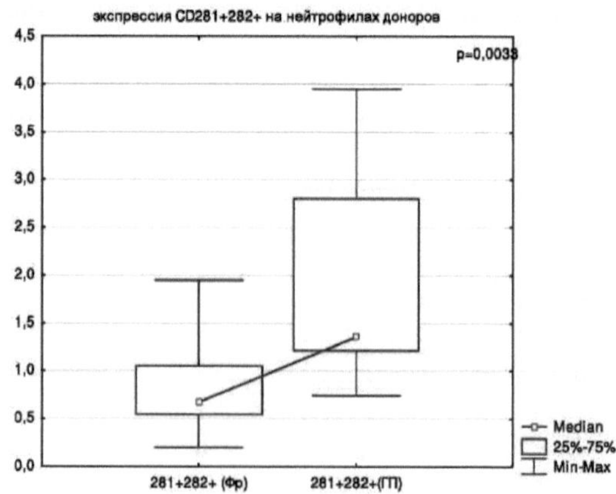

Figura 7 -Dinâmica dos neutrófilos 281 +282+ do sangue em resposta à ação da

glicoproteína

No estado inativo, os receptores toll-like são monoméricos na membrana. Após a ativação, dimerizam-se, conduzindo à subsequente transdução de sinal no interior da célula. A maioria dos receptores forma homodímeros, enquanto, por exemplo, o THR-2 (CD282) forma heterodímeros com o THR-1 (CD281) ou o THR-6 (CD286), dependendo do ligando. As nossas experiências mostraram um aumento de 2 vezes na expressão de CD281, 282 e 286 em monócitos *(Figura 5, 6) e um* aumento de 3 vezes em neutrófilos *(Figura 7)*. A ativação dos receptores Toll-like ocorre após a ligação de ligandos, que para eles são determinadas estruturas de bactérias, vírus e fungos. Após a ligação do ligando e a ativação do recetor, o recetor liga-se no citoplasma a proteínas adaptadoras que contêm o domínio TIR, cujo conjunto varia em função do tipo de recetor e da via de sinalização. Por exemplo, o TLR-3 liga-se ao TICAM-1 (TRIF). O TLR4 pode interagir quer com MyD88 e TIRAP, induzindo a síntese de citocinas pró-inflamatórias, quer com TICAM-1 e TICAM-2, levando à síntese de interferões. As proteínas adaptadoras ligam-se a enzimas-quinases específicas (IRAKI, IRAK4, TVK1 ou IKKi) que amplificam significativamente a sinalização e conduzem, em última análise, à indução de genes específicos que determinam a resposta inflamatória da célula. Globalmente, os receptores toll-like estão entre os mais potentes moduladores de genes celulares [47,48,49].

A proteína transmembranar CD69, um homodímero, é constituída por duas subunidades altamente glicosiladas com massas moleculares de 28 kDa e 32 kDa e é um membro da família das lectinas do tipo C, juntamente com outros membros desta família de receptores: NKG2, NKR-P1 CD94 e Ly49. A expressão de CD69 é induzida in vitro na maioria das células hematopoiéticas, incluindo linfócitos T e B, células NK, macrófagos, neutrófilos e eosinófilos, enquanto é expressa constitutivamente apenas em monócitos humanos, plaquetas e células epidérmicas de Langerhans [45].

Os linfócitos em repouso não expressam CD69, mas este é um marcador precoce de ativação que aparece na superfície celular de forma extremamente rápida. A densidade da sua expressão atinge o máximo em 30-60 minutos e é detectada 72 horas após a estimulação celular. Note-se que a diminuição da densidade de expressão quase cessa 8 horas após a exposição.

Foram descritos na literatura estudos da expressão de CD69 na superfície de células T humanas e murinas após estimulação com lipopolissacárido bacteriano (LPS) e TNF-a. A análise mostrou que a ativação precoce das células T não depende apenas do reconhecimento do ligando através do recetor de células T (TCR) e que a ativação das células T independente do reconhecimento do antigénio é provavelmente um fenómeno comum nos processos infecciosos e auto-imunes. É provável que a expressão de CD69 nas células T aumente em resposta à subsequente interação TCR-ligando [44].

$^{2+}$Nos neutrófilos, os anticorpos monoclonais anti-CO69 induzem o influxo de Ca. É interessante notar que este processo não requer uma ligação extensiva das moléculas CD69. O CD69 também está envolvido na libertação de lisozima e aumenta a expressão de CD 11b na membrana de neutrófilos activados por PMA, sugerindo um papel para esta molécula na regulação da exocitose [45].

De Maria et al. [66] referem que o CD69 actua como um potente recetor de transdução de sinal também em *monócitos* humanos. $^{2+}$A ligação do CD69 induz o influxo de Ca e a ativação da PLA2 citosólica, a síntese de mediadores inflamatórios como a prostaglandina E2a, a 6-ceto-prostaglandina e o leucotrieno B4, que são libertados em quantidades equivalentes quando os monócitos são estimulados com LPS ou com a ligação cruzada do CD69 com anticorpos monoclonais, o que sugere a ativação da ciclo-oxigenase e da lipoxigenase. Além disso, a ligação do CD69 desencadeia a síntese de NO e a citotoxicidade dos monócitos dependente de NO.

Assim, o estudo da expressão de CD69 na membrana dos leucócitos fornece informações sobre a ativação das células sob a ação de activadores de natureza diferente nas fases iniciais da estimulação.

Os nossos estudos mostraram que a percentagem de neutrófilos com fenótipo CD69+ na experiência após exposição às glicoproteínas de levedura atinge 81,90 (53,00;89,70)%, após incubação com solução fisiológica (controlo) este parâmetro foi de 64,20 (53,80;85,20)%.

No entanto, a dinâmica da expressão de CD69 na superfície dos neutrófilos não foi estatisticamente fiável. Foram observadas alterações multidireccionais no decurso do estudo. Muito provavelmente, a síntese e a expressão de CD69 são mediadas por diferentes factores e dependem em grande medida das características individuais do organismo. A expressão de CD69 nos monócitos após o contacto do sangue com a glicoproteína diminuiu **(Tabela 8).**

Tabela 8 - Alterações na expressão de CD 69 na superfície de células sanguíneas imunocompetentes em resposta à ação de glicoproteínas

Tipo de células	P.R.	Glicoproteína
Neutrófilos	64,20 (53,80;85,20)	81,90 (53,00;89,70)
Monócitos	20,30 (2,87;31,10)	16,70 (3,61;32,50)
Linfócitos	1,23 (0,40;8,68)	1,08 (0,57; 13,20)

Quanto aos linfócitos, como já foi referido, o CD69 não é expresso nos linfócitos em repouso. Nas experiências realizadas, a expressão de CD69 nos linfócitos foi insignificante e não se alterou quando o sangue foi exposto ao ativador. Esta é uma razão para acreditar que o efeito seletivo da glicoproteína isolada apenas nas células granulocíticas.

Propriedades biológicas do imunomodelo

O passo seguinte para a criação de um imunomodulador extracorporal foi o estudo de um dispositivo de hemoperfusão pronto a usar que continha um ativador - um imunomodulo. O imunomodulo é um dispositivo de troca de massa preenchido com uma *matriz* (gel de poliacrilamida, polipropileno ou polietileno modificado com ácido acrílico) com um *ligando* covalentemente *ativo* cosido. *O* estudo dos efeitos biológicos do ligando imobilizado, bem como a segurança do seu contacto com o sangue total, são apresentados a seguir.

Tabela 9 - Composição celular do sangue dos dadores após interação com o imunomodelo

	Comedor de segmentos	Linfócitos	Monócitos	Eosinófilos	Bacilo
O Êxodo.	57 (55;61)	37 (36;41)	3 (1;3)	3(1 ;5)	0 (0;1)
PAT	66 (58;69)	31 (28;39)	2 (1;4)	1 (0;3)	0 (0;2)
PAG + lisado de levedura	62 (59;66)	36 (34;39)	1 (1;2)	1 (1;3)	0 (0;1)
PAG+GP levedura	59 (56;61)	38 (36;40)	0 (0;3)	2(1;4)	1 (0;1)

A Tabela 9 apresenta os resultados do estudo da composição do sangue no campo de interação com o imunomodelo. Como podemos ver, não foram reveladas alterações significativas.

A Tabela 10 apresenta os dados dos índices imunológicos do sangue dos dadores após a interação com o imunomodelo. Como se pode ver, não há alteração do índice fagocítico. Verificou-se uma certa tendência para diminuir o índice fagocítico após a interação do sangue com PAG+lisado de levedura. Não foram observadas alterações na concentração de IL-6 imediatamente após o contacto com o imunomodelo.

Tabela 10 - Alterações nos parâmetros imunológicos após a interação com o imunomodelo

	Índice fagocítico, %	IL-6, nm/ml	IL-6, nm/ml Após a fagocitose.	TNF-a, nm/ml	TNF-a, nm/ml Após a fagocitose.
PAG	92 (92;96)	3,32 (2,95;3,70)	8,54 (7,15;9,94)	1,67 (1,13;5,15)	6,67 (2,13;8,15)
PAG+ lisado de levedura	84 (79;87)	3,89 (3,07;4,72)	10,07 (8,92;11,23)*	2,33 (1,67;8,45)*	15,33 (5,67;28,45)*
PAG+GP levedura	95 (90;95)	3,39 (3,20;3,58)	11,90 (8,67;15,14)*	2,48 (0,34;3,89)*	27,48 (8,34;36,89)*

*- diferença significativa quando comparada com o grupo PAG, $p < 0,05$

No entanto, ao adicionar microrganismos ao sangue (reação de fagocitose) após o seu contacto com o imunomodulo, observou-se um aumento da concentração de IL-6 em comparação com a amostra após o contacto do sangue com uma matriz vazia. Isto indica que, quando os neutrófilos entram em contacto com o ligando (glicoproteína de levedura, lisado de levedura), ocorre a sua ativação e, após a adição de antigénio (neste caso, células de levedura vivas) ao sangue, observa-se uma resposta imunitária mais pronunciada. Foram obtidos resultados semelhantes quando se estudaram as alterações na concentração de TNF-a.

A capacidade de ativação do imunomodelo desenvolvido foi confirmada pela alteração da expressão dos marcadores de ativação nos neutrófilos e monócitos após o sangue dos dadores ter entrado em contacto com o ligando ativador cosido numa matriz de poliacrilamida **(Quadro 11,12,13).**

A percentagem de neutrófilos que expressam CD281+282+ aumentou 4 vezes após o contacto do sangue com o imunomodulo. Assim, os neutrófilos tornam-se activos e capazes de reconhecer antigénios depois de interagirem com o ligando reticulado à matriz. A dimerização de Toll-like 1 (CD281) e Toll-like 2 (CD282) promove o reconhecimento de lipoproteínas bacterianas, peptidoglicanos de microrganismos Gram-positivos e componentes da parede celular de fungos.

Tabela 11 - Alterações na expressão de CD 281+282+ em células sanguíneas imunocompetentes após interação com o imunomodelo

Tipo de células	PAT	PAG+GP levedura	PAG + lisado de levedura
Neutrófilos	0,44 (0,32; 1,64)	0,71 (0,58;4,69)	4,48 (1,63;6,71)*
Monócitos	94,6 (78,2;96,4)	97,0 (82,3;98,1)	98,9 (95,7;99,8)*
Linfócitos	0,038 (0,022;0,065)	0,069 (0,041 ;0,098)	0,086 (0,082;0,093)
*- diferença significativa em comparação com o grupo PAT, p<0,05			

Tabela 12 - Alterações na expressão de CD 162+ em células sanguíneas imunocompetentes após interação com o imunomodelo

Tipo de células	NAG	PAG+GP levedura	PAT + lisado de levedura
Neutrófilos	100,0 (96,3;100,0)	100,0 (94,1;100,0)	97,6 (96,7;98,5)*
Monócitos	90,9 (75,60;98,30)	83,4 (81,52;88,36)	84,7 (82,36;87,11)*
Linfócitos	91,8 (90,2;96,4)	94,1 (91,1 ;95,3)	93,2 (92,6;97,3)
*- diferença significativa em comparação com o grupo PAT, p<0,05			

Tabela 13 - Alterações na expressão de CD 177+ em células sanguíneas imunocompetentes após interação com o imunomodelo

Tipo de células	PAT	PAG+GP levedura	PAT + lisado de levedura
Neutrófilos	79,4 (75,3;81,6)	79,8 (76,0;88,2)	97,3 (95,8;99,3)*
Monócitos	47,3 (44,6;48,1)	53,7 (50,8;60,7)	58,3 (57,4;63,2)*
Linfócitos	54,5 (53,1 ;59,8)	59,4 (55,8;64,1)	62,1 (60,7;65,9)*
*- diferença significativa em comparação com o grupo ABO, p<0,05			

Após o contacto do sangue com o imunomodulo podemos esperar um aumento da quimiotaxia das células imunocompetentes para o foco de inflamação, pois os nossos estudos mostraram um aumento da expressão do CD 177 nos neutrófilos, monócitos e linfócitos do sangue periférico dos dadores, que segundo dados da literatura medeia a quimiotaxia dos neutrófilos sob a ação de alguns activadores.

Efeito do imunomodulador na síntese de citocinas pelas células sanguíneas de doentes com formas recorrentes de patologia purulenta crónica em resposta à estimulação por vários activadores in vitro

Para nos convencermos da capacidade das células sanguíneas de doentes com formas recorrentes de patologia purulenta crónica para responderem à estimulação de imunomoduladores *ex vivo,* foram realizados os seguintes estudos. Foram estudadas as alterações das concentrações plasmáticas de citocinas e de mieloperoxidase em resposta à estimulação das células sanguíneas com glicoproteína de levedura e zymosan. Os quadros 14, 15 e 16 apresentam os resultados da análise comparativa do efeito dos activadores investigados nas células sanguíneas de dadores praticamente saudáveis e de doentes com infecções purulentas crónicas recorrentes.

Os resultados do estudo indicam uma resposta semelhante das células sanguíneas dos doentes e dos dadores à exposição a activadores como a glicoproteína e o zymosan.

Tabela 14 - Efeito de diferentes activadores na capacidade de induzir a síntese de interleucina-6 por células sanguíneas de doentes com patologia supurativa crónica

Nome	Glicoproteína	Zymosan	Solução salina
Doadores	470,60* (304,64;611,46)	389,40* (333,20;603,80)	7,82 (0,00;1,88)
Doentes	151,28* ** (47,06;352,16)	109,34* ** (51,23;265,48)	0,01 (0,00;0,01)

* - diferença estatisticamente significativa em relação à solução salina

** - diferença estatisticamente significativa em relação ao grupo de dadores

Tabela 15 - Efeito de diferentes activadores na capacidade de induzir a síntese de interleucina-8 por células sanguíneas de doentes com patologia supurativa crónica

Nome	Glicoproteína	Zymosan	Solução salina
Doadores	401,14* (397,58;425,58)	381,34* (321,58;405,34)	187,81 (48,67;303,01)
Doentes	400,74* (388,01 ;427,03)	425,58* (334,21;489,32)	43,89 (8,72;130,38)

* - diferença estatisticamente significativa em relação à solução salina

** - diferença estatisticamente significativa em relação ao grupo de dadores

Tabela 16 - Efeito de diferentes activadores na capacidade de induzir a síntese de

mieloperoxidase por células sanguíneas de doentes com patologia supurativa crónica

Nome	Glicoproteína	Zymosan	Solução salina
Doadores	23,35 (20,21 ;24,67)	24,85 (18,61;27,06)	17,16 (5,68;22,21)
Doentes	25,15* (11,69;27,16)	27,85* (16,12;30,42)	8,40 (6,12;10,59)

* Diferença estatisticamente significativa em comparação com a solução salina

** - diferença estatisticamente significativa em relação ao grupo de dadores

Assim, a glicoproteína isolada da parede celular da levedura pode ser recomendada como um ligando para um imunomodelo, que pode ser utilizado em doentes com infecções purulentas crónicas para ativar a imunidade celular e suprimir os microrganismos no foco da infeção.

CAPÍTULO 4
CONCLUSÃO

A crescente popularidade da imunofarmacologia está relacionada não só com o aumento da resistência aos antibióticos, mas também com o problema emergente de tratar os sintomas e não a causa da doença. Cada vez mais, os investigadores descobrem que a estimulação controlada das reservas internas do sistema imunitário é por vezes muito mais eficaz e quase sempre mais segura do que os medicamentos sintéticos com os seus inúmeros efeitos secundários. Consequentemente, a necessidade de melhorar a eficácia da terapia imunoestimulante levou os investigadores de todo o mundo a procurar formas mais seguras, previsíveis e, ao mesmo tempo, altamente eficazes de ajustar a atividade de várias partes do sistema imunitário. Por conseguinte, o desenvolvimento de métodos de especialização celular orientada, que implica a estimulação artificial das suas reservas funcionais naturais dirigidas contra um antigénio específico, tornou-se um desenvolvimento natural.

Os resultados da segurança e das propriedades biológicas do imunoestimulante de contacto provam de forma exaustiva que o ligando que criámos é um imunoestimulante de contacto eficaz e seguro da resposta imunitária inespecífica. A imunoestimulação por contacto resolverá os problemas de biodisponibilidade e metabolização e oferece a possibilidade de utilizar técnicas de terapia eferente como ferramenta para a imunocorrecção *ex vivo. Além disso,* o método de produção de ligandos e de aplicação do método de tratamento é tecnologicamente simples e pouco dispendioso em comparação com os protótipos, o que o tornará muito procurado na terapia da imunodeficiência adquirida e das formas resistentes aos antibióticos de infecções bacterianas crónicas de diferentes localizações.

Além disso, o rápido desenvolvimento da biotecnologia abre oportunidades para recriar artificialmente as substâncias necessárias com propriedades específicas, ou para alterar a estrutura espacial das substâncias existentes, a fim de melhorar ou conferir-lhes novas propriedades. Estamos a falar de análogos peptídicos sintéticos de activadores naturais, que são capazes de imitar o sinal de ativação na célula, ligando-se ao centro ativo de um recetor específico para um determinado objeto biológico. Os ligandos peptídicos podem ser criados como um análogo de um recetor, de uma proteína ou de uma célula cuja ativação ou supressão seja patogeneticamente relevante para uma determinada doença. Estas tecnologias são mais dispendiosas do que quando se utilizam ligandos de origem biológica (bactérias, fungos) e requerem especialistas altamente qualificados em biologia molecular, imunologia, bioquímica, biotecnologia e medicina. No entanto, os nossos especialistas estão atualmente a realizar uma extensa investigação nesta área e os dados preliminares obtidos dão resultados impressionantes, que, esperamos, no futuro abrirão novas oportunidades para o tratamento de doenças de perfil terapêutico, cirúrgico, oncológico e algumas outras.

CAPÍTULO 5
LISTA DE REFERÊNCIAS

1. Imunologia clínica e alergologia: Livro de texto / Editado por A.V. Karaulov. - Moscovo: Agência de Informação Médica, 2002. - 651 c.

2. Imunodiagnóstico e imunocorrecção na prática clínica. - Editado por I.D.Stolyarov - Spb.: Sotis, 1999 - 176 p.

3. Dotsenko E.A., Rozhdzhdestvensky D.A., Yupatov G.I. Imunodeficiências e alguns agentes imunomoduladores / Vestnik VSMU, 2014, Vol.13, No.3, pp.103-120

4. Novikov D.K. Imunocorrecção, imunoprofilaxia, imunorreabilitação / 2006,198 pp.

5. Khaitov R.M., Pinegin B. V. Princípios básicos da terapia imunomoduladora // Alergia, asma e imunologia clínica. V. Princípios básicos da terapia imunomoduladora // Alergia, asma e imunologia clínica. 2000, № 1, c. 9-16.

6. Sedelkina E.L., Ryabtseva T.V., Makarevich D.A., Bychko G.N.Kirkovsky V.V.. Novas perspectivas para o tratamento de infecções bacterianas crônicas usando métodos eferentes de terapia / Conferência científica e prática totalmente russa com participação internacional, Ufa, 12-14 de abril de 2016 / / Aspectos fundamentais e aplicados da infetologia moderna, vol. 1. - C.228-234.

7. Juliet S. Gray, Peter W. M. Johnson e Martin J. Glennie. Therapeutic potential of immunostimulatory monoclonal antibodies // Clinical Science. 2006 Aug. No. 111(2): P. 93-106.

8. Aggarwal BB, Gupta SC e Ji HK. Perspectivas históricas sobre o fator de necrose tumoral e a sua superfamília: 25 anos depois, uma viagem dourada // Blood. 2012, Jan 19. no. 119(3). P. 651-665.

9. Stulberg D.L., Penrod M.A., Blatny R.A. Infecções bacterianas comuns da pele. Am Fam Physician, 2002, 66, l,c. 119-124.

10. Sharma S., Verma K.K.. Infeção da pele e dos tecidos moles. Indian J Pediat, 2001, 68, 3, c. 46-50.

11. Lesnitsky A.I. Doenças de pele estafilocócicas (o estado de várias ligações de imunidade e terapia diferenciada complexa): Avtoref. dis. dr. med. sciences. M 1986, 22s.

12. Shubin L.L., Lebedev V.A., Kokorev V.K., Kochetova V.I. Sobre as alterações dos factores inespecíficos de defesa do organismo e perturbações do metabolismo das

proteínas em militares com úlceras piocócicas crónicas da tíbia. Materiais da 15ª conferência científico-prática de médicos. Nizhny Novgorod 1994, p. 129-130.

13. Rozum I.A. Derinat no tratamento de pacientes com furunculose nasal. Vesti otorinolar. 2002, No. 4, p. 12-15.

14. Setdikova N.H., Latysheva T.V. Mecanismos complexos de desenvolvimento da furunculose crónica recorrente e formas da sua correção. Immunology, 2000, No.3, pp.48-50.

15. Kalinina N.M. Immunity disorders in recurrent furunculosis. Cytokines and inflammation, 2003, No.1, pp.41-44.

16. Karsonova M.I., Telnyuk Y.I., Setdikova N.H. Estudo de algumas características do estado imunitário na furunculose crónica. Immunopathol Immunol Allergol, 2002, No.3, pp.67-71.

17. Krasnova E.I., Mayanskaya N.N., Arkhipov S.A. Dinâmica do teste NST espontâneo e estimulado de leucócitos polimorfonucleares em pacientes com centeio. Homeostasia e processo infecioso: teses de relatórios da conferência internacional. Saratov, 1996,134 pp.

18. Dambaeva S.V., Mazurov D.V., Komogorova E.E., Setdikova N.H. Avaliação das propriedades assassinas das células fagocitárias do sangue periférico em dois grupos de pacientes: com furunculose e tuberculose. Actas do 4° Congresso Nacional da RAACI. M., 2001, No.2, p.59.

19. Totolyan A.A., Freidlin I.S. Cells of the immune system (Células do sistema imunitário). São Petersburgo 2000.

20. Novitskaya E.V., Kovalenko S.A. Possíveis marcadores de prognóstico da cronicidade da doença em pioderma e furunculose. Questões actuais de dermatologia e venereologia. Moscovo, 1997, p.118-119.

21. Baranova I.D., Molotilov V.F., Simonova A.V. Eficácia imunológica comparativa dos imunomoduladores no tratamento de pacientes com furunculose. Immunology, 1998, n.° 6, pp. 18-19

22. Fazylov V.H., Kuklin V.T., Gilmullina F.S., Migranova G.M. Immunological aspects of the pathogenesis of swelling inflammation in combination with microbial eczema. Ros zhurn zhinn i ven bol., 2000, n.° 5, pp. 13-14.

23. Chiller K., Selkin V.A., Murakawa G.J.. Skin microflora and bacterial

infections of the skin (Microflora da pele e infecções bacterianas da pele). J Invest Dermatol Symp Proc., 2001, no. 6, p.170-174.

24. G avrish I.V., G avrish T.V., Zhuravleva T.V., Nechet V.A. Skin dysbacteriosis, population and subpopulation composition of peripheral blood lymphocytes in patients with recurrent furunculosis. Med Immunol, 2000, No.2, pp.216-217.

25. Udzhuhu V.Y., Emuzova I.S. Dinâmica dos principais indicadores de imunidade celular e humoral em pacientes com pioderma no processo de monoterapia com viferon. Questões actuais de dermatologia e venereologia. Moscovo, 1997, p.148-149.

26. Gvozdeva I.N., Fedorov S.M., Rezaikina A.V. et al. Tratamento da pioderma crónica com laser de hélio-neon e imunomodulador ruzam. Vesti dermatol i venereol 1996;6:76.

27. Khoroshilova N.V., Kozyreva O.V., Simonova A.V., Setdikova N.H. Características clínicas e imunológicas de pacientes com furunculose crónica. Congresso dedicado a problemas modernos de alergologia, imunologia e imunofarmacologia, 3º: Actas da RAACI. Moscovo, 1997, p.451

28. Efremova V.N., Egorova N.B., Masyukova S.A., Gervazieva V.B. Eficácia e reactogenicidade da vacina estafilocócica sem células na imunoterapia de doentes com pioderma crónico. Journal of Microbiology, 1996, n.º 6, pp.39-41.

29. Volkova E.N., Butov Y.S., Morozov S.G. Para o problema da imunopatogénese das doenças cutâneas pustulares. Vesti dermatol i venereol. 2004, No.1, p.20-22.

30. Freidlin I.S. Paracrine and autocrine mechanisms of cytokine immunoregulation (Mecanismos parácrinos e autócrinos de imunoregulação de citocinas). Immunology, 2001, No.5, pp.4-7.

31. Simbirtsev A.S. Cytokines - um novo sistema de regulação das reacções de defesa do organismo. Cytokines and Inflammation, 2002, Vol.1, No.1, pp.9-16.

32. Hodge-Dufour J. Inhibition of interferon-y induced interleukin-12 production: a potential mechanism for the anti-inflammatory activities of tumor necrosis fator. Immunology, 1998, T.95, no.23, p.13806-13811.

33. Asano T., McWaters A., An T. et al. Liposomal muramyl tripeptid upregulates IL-la, IL-10, TNF-a, IL-6 and IL-8 gene expression in human monocytes. J Pharmacol Exp Ther 1994;268:1032-1039Butakova, A.A. / A.A. Butakova [et al] // Immunology -1991. - №5. - C. 71-73.

34. Freidlin L.S. Interleukin-12 - a key cytokine of immunoregulation. Immunology, 1999, No.4, pp.5-10

35. Simbirtsev A.S. Interleukin-8 and other chemokines. Immunology, 1999, No.4, pp.9-15.

36. Emuzova I.S. Propriedades imunomoduladoras de preparações de interferon na terapia de pacientes com pioderma: disco do autor. candidato de ciências médicas. M 2000

37. Korotkiy N.G., Emuzova I.S. Imunocorrecção da atividade do leucinferão em doentes com pioderma. Vopr dermatovenerol i kosmetol. 1998, No.1, p.101.

38. Yaruta N.G., Kositskaya L.S. Perfil de citocinas em pacientes com pioderma crónica de gravidade diferente na dinâmica do tratamento. Problemas actuais de investigação fundamental em biologia e medicina. São Petersburgo: Nauka 2000, p.201.

39. Ioannis Giavasis. Bioactive fungal polysaccharides as potential functional ingredients in food and nutraceuticals. Artigo de revisão Current Opinion in Biotechnology, 2014, n.º 26, p. 162-173

40. Ulrich J.H. Sachs, Cornelia L. Andrei-Selmer / O antigénio específico de neutrófilos CD177 é um contra-recetor da molécula de adesão de células endoteliais plaquetárias-1 (CD31) // The J. Of biological chemistry, V.282, No. 32, pp. 23603-23612

41. Zarbock A., Muller H., Kuwano Y., Ley K. PSGL-1-dependent myeloidleukocyte activation. J. Leukoc. Biol., 2009, no.86, pp.1 119-24

42. Hashizume M., Higuchi Y., Uchiyama Y. / IL-6 desempenha um papel essencial na neutrofilia durante a inflamação // Cytokine, 2011, N54, p.92-99

43. Iwasaki A., Medzhitov R. / Controlo das respostas imunitárias adaptativas pelos receptores do tipo Toll // Nature immunology, 2004, V.5, N10, p.987-995

44. R. Marziol, J. Mauel, S. Betz-Corradin. CD69 and regulation of the immune function. Immunopharmacology and Immunotoxicology, 21(3), 1999. P. 565- 582.

45. Risso, A., Smilovich, D., Capra, M.C., Baldissarro, L, Yan, G., Bargellesi, A., Cosulich, M.E., CD69 in resting and activated T-lymphocytes. Sua associação com uma proteína de ligação a GTP e requisitos bioquímicos para sua expressão, J. Immunol, 146: 4105, 1991

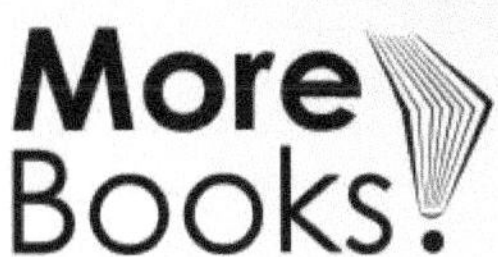

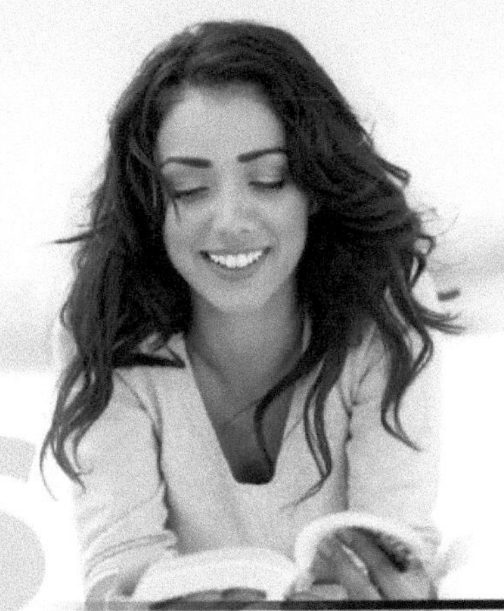

yes **I want** morebooks!

Buy your books fast and straightforward online - at one of world's fastest growing online book stores! Environmentally sound due to Print-on-Demand technologies.

Buy your books online at
www.morebooks.shop

Compre os seus livros mais rápido e diretamente na internet, em uma das livrarias on-line com o maior crescimento no mundo! Produção que protege o meio ambiente através das tecnologias de impressão sob demanda.

Compre os seus livros on-line em
www.morebooks.shop

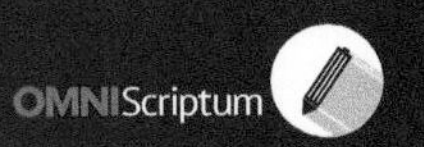

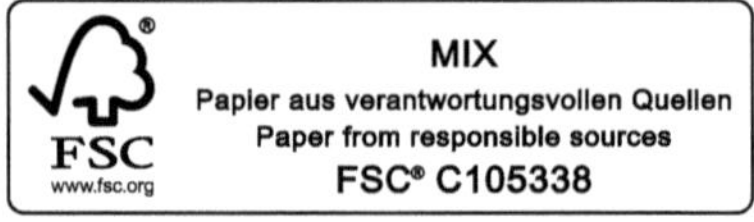

Printed by Books on Demand GmbH, Norderstedt / Germany